COMMENT ON SE DÉFEND

CONTRE LES

VERS INTESTINAUX

LA LUTTE, LA DESTRUCTION, L'EXPULSION

PAR LE

Dr Paul GIROD

Professeur à l'Université de Clermont-Ferrand

Avec deux planches gravées hors texte

Prix : 1 franc

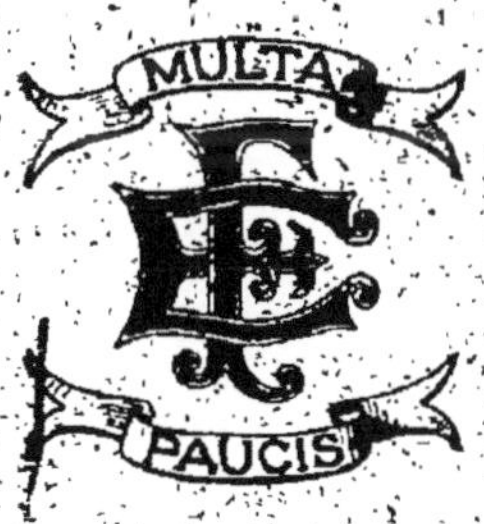

PARIS

ÉDITION MÉDICALE FRANÇAISE

29, RUE DE SEINE, 29

COMMENT ON SE DÉFEND

CONTRE LES

VERS INTESTINAUX

La Lutte, la Destruction, l'Expulsion

COMMENT ON SE DÉFEND

CONTRE LES

VERS INTESTINAUX

LA LUTTE, LA DESTRUCTION, L'EXPULSION

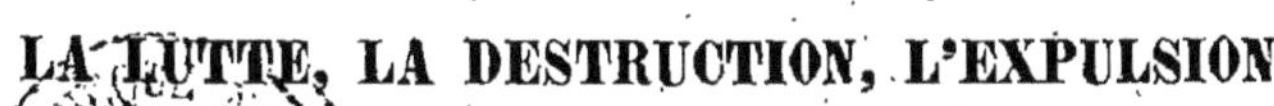

PAR LE

Dr Paul GIROD

Professeur à l'Université de Clermont-Ferrand

Avec deux planches gravées hors texte

Prix: 1 franc

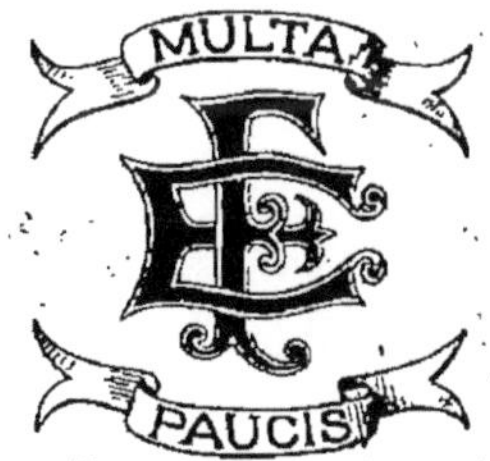

PARIS

L'«ÉDITION MÉDICALE FRANÇAISE»

29, RUE DE SEINE, 29

INTRODUCTION

———

Parmi les maladies qui préoccupent le public, celles qui sont dues à des parasites et, en particulier aux Vers intestinaux, sont au premier rang. L'horreur de savoir qu'on a dans ses entrailles un hôte vermiforme que l'on nourrit, que l'on engraisse, que l'on héberge, auquel on fournit le logement et la table, est instinctive et générale. Que des personnes prennent peur à la vue d'une souris, d'un serpent, d'une araignée ! Et cependant ces êtres peuvent être évités ; il suffit de s'éloigner de leur route pour ne plus les voir, pour ne plus les sentir, pour ne plus avoir le sentiment terrifiant qu'ils inspirent. Mais il en est autrement de ces vers aux formes étranges qui s'insinuent dans l'estomac et dans l'intestin, se fixent à la paroi ou glissent au milieu des aliments. Il faut vivre avec eux, les conserver dans son propre corps et avoir la continuelle terreur de leurs mouvements et la sensation pénible des coliques qu'ils déterminent. Aussi, dès la plus haute antiquité, les praticiens dans l'art de guérir ont cherché les moyens de lutter avec avantage contre ces parasites. On a trouvé les médicaments capables de les atteindre et de les tuer pour provoquer leur sortie et rendre au malade le calme et la santé.

C'est à l'histoire de ces parasites intestinaux que nous voulons consacrer ces quelques pages, nous attachant surtout à indiquer les procédés les plus sûrs que la thérapeutique nous donne pour les détruire le plus rapidement.

L'hygiène qui, peu à peu, introduit dans nos villages reculés, les notions de propreté indispensables, qui remplace les eaux malsaines par des eaux pures, qui fait pénétrer le soleil et l'air dans les habitations humides, qui, en un mot, créé des conditions nouvelles de vie et de santé, éloigne en même temps les parasites intestinaux. Les causes qui permettent l'arrivée dans nôtre bouche, des œufs ou des embryons, se font de plus en plus rares, la surveillance des animaux malades, l'examen des viandes suspectes, tout un ensemble de dispositions heureuses ont contribué largement à ce résultat.

Cependant on observe encore souvent, dans la

pratique, des vers intestinaux et il faut savoir lutter contre leur envahissement et les détruire.

Les *Vers intestinaux* se divisent en deux séries. Les uns passent toute leur vie dans notre intestin, ce sont les *Vers intestinaux proprement dits* ; les autres, après avoir vécu dans l'intestin, viennent se loger dans nos muscles ; ce sont les *Vers intestino-musculaires.*

Dans la première catégorie rentrent deux formes de vers :

a. Les uns se présentent comme de longs rubans, aplatis, formés d'anneaux placés bout à bout comme dans une chaîne. Ce sont les *Vers rubanés* ou *Ténias.*

b. Les autres sont arrondis, ayant l'allure des vers de terre, sans anneaux distincts. Ce sont les *Vers ronds* ou *Nematodes.*

Parmi les *Vers intestino-musculaires,* figure la *Trichine.*

Nous suivrons cette classification simple et commode, et nous passerons successivement en revue les espèces les plus communes et les plus répandues dans l'Europe, surtout en France. Nous laisserons de côté les variétés plus ou moins rares, signalées par divers auteurs, mais qui

n'intéressent que les spécialistes, et nous consa-
crerons tous les développements utiles aux formes qui causent, par leur fréquence, de sérieuses
maladies contre lesquelles il faut savoir se défen-
dre par des remèdes énergiques.

COMMENT ON SE DÉFEND

CONTRE LES

VERS INTESTINAUX

La Lutte, la Destruction, l'Expulsion

I

LES VERS RUBANÉS OU TÉNIAS

SYMPTÔMES

L'expression courante de *Ver solitaire* implique l'idée généralement admise dans le public, qu'un seul ver de cette forme peut vivre, à la fois, dans le même tube digestif. Un homme, d'après cette idée, ne peut avoir qu'un seul ver qui traîne solitairement sa parasite existence, dans son intestin. Or, ce fait est en contradiction formelle avec l'observation. Si le Ver solitaire est souvent vraiment solitaire, il peut lui arriver d'avoir un, deux, trois compagnons qui partagent les délicieux avantages de sa vie tranquille. Quelquefois, c'est un petit troupeau de parasites qui s'installe sans cérémonie parmi les villosités de notre intestin. Il n'y a donc plus *solitude* et le nom de *solitaire* est bien mal appliqué à un être qui, loin de fuir ses semblables, se fixe souvent avec eux pour manger le même gâteau. Aussi les savants ont-ils supprimé l'expression vulgaire et ont-ils donnés aux *Vers solitaires* le nom de *Tenias* qui ne préjuge rien de leurs préférences en cette matière. *Tenia* veut dire, en grec, *ruban*, il signifie *Ver rubané* et en effet ce caractère ne prête pas, comme le précédent, à l'erreur, les rubans pouvant être plus ou moins nombreux dans l'intestin.

L'idée d'avoir un Ténia dans le tube digestif est toujours, pour l'homme, un sujet de préoccupation ; il y a un sentiment pénible à la pensée de l'envahissement des viscères par un parasite et jusqu'à ce qu'on en soit débarrassé, on reste anxieux et affecté ; c'est, à coup sûr, une des maladies qui préoccupent le plus.

Comment peut-on savoir qu'on nourrit un Ténia ?

Le meilleur, pour être convaincu, est de voir dans ses selles des portions de l'animal, qu'on nomme les anneaux. Le Ver, que nous étudierons bientôt, est en effet un long ruban de 8 à 15 mètres de longueur, ayant environ 1 centimètre de largeur ; il est aplati et, si on le regarde de près, on constate qu'il est constitué par des anneaux disposés bout à bout, comme dans une chaîne. Ces anneaux sont blanchâtres et ils se détachent facilement lorsqu'ils sont arrivés à leur complet développement. Ainsi séparés, chaque anneau ressemble à s'y méprendre à une *graine de Courge* et les anciens anatomistes, pour cette raison, les ont nommés *cucurbitains*, la courge étant désignée sous le nom de *Cucurbita*.

C'est l'apparition de ces cucurbitains ou anneaux dans les selles, qui frappe le malade. Avec nos water-closets perfectionnés, les cucurbitains échappent souvent, c'est souvent une selle sur l'herbe ou dans un vase, qui permet de faire la constatation. Ces anneaux glissent facilement du reste par l'anus ; un accès de toux, un exercice violent, donnent subitement la sensation de l'expulsion d'un ou plusieurs cucurbitains de Ténia, et la reconnaissance est aisée.

Le malade, ainsi mis en éveil doit, avec des pinces, récolter ces grains de courge et les mettre dans de l'eau légèrement alcoolisée pour les présenter au médecin lors de la consultation.

Cette découverte seule peut permettre d'affirmer la présence du Ver solitaire.

En effet, tous les autres symptômes ont besoin d'être confirmés par cette donnée fondamentale, *la seule vraie*.

On a rapporté en effet, à la présence d'un ou plusieurs Vers rubanés dans l'intestin, une innombrable série de faits et l'on est allé jusqu'à y trouver la cause de la danse de Saint-Guy, de l'épilepsie et même de l'aliénation mentale. Sans vouloir nier la possibilité de troubles nerveux dans quelques cas fort rares, je n'hésite pas à considérer l'état occasionné par le parasite comme peu grave, au point de vue de la santé. Les Abyssins sont moins effrayés que nous par l'apparition du Ténia, on dit même que les indigènes considèrent comme une nécessité pour se bien porter d'avoir un Ver rubané dans l'intestin.

Souvent la présence du Ténia ne provoque rien d'anormal dans le corps, mais souvent aussi on ressent des douleurs abdominales vagues, des coliques qui passent dans la région du nombril, un gonflement pénible du ventre. Peut-on, sur de telles remarques, songer au ver solitaire ? Les démangeaisons à l'anus, le besoin de se gratter le nez peuvent avoir des causes bien différentes. Les maux de tête, les bourdonnements d'oreilles, la courbature ne sont pas plus probants, et l'état d'anémie et de dépérissement qu'on observe chez certains sujets, peut, même avec un Ténia dans l'intestin, trouver une explication dans la constitution du malade affaibli par d'autres raisons. C'est lorsqu'on découvre le parasite, que de telles remarques prennent de la valeur. Dès que les anneaux sont trouvés dans les selles, le malade se souvient de tout ce qu'il a éprouvé depuis sa naissance, et il rapporte à ce terrible parasite tous ses anciens souvenirs de douleurs de ventre, de tête, même de rhumatisme, et ainsi, après coup, s'édifie l'histoire imaginaire des symptômes annonçant le Ténia.

On peut cependant porter son attention vers l'idée d'un parasite quand les troubles intestinaux et nerveux s'affirment avec les caractères suivants.

Les douleurs abdominales vont depuis la pesanteur vague, aux coliques les plus violentes ; souvent, c'est la sensation profonde d'une masse qui rampe. C'est ordinairement autour du nombril que les douleurs ont leur siège, mais elles peuvent se déplacer ou occuper une toute autre région. Elles sont souvent intermittentes, revenant par intervalles, souvent à la suite d'un repas, exaspérées par l'introduction d'aliments irritants, salés ou acides.

Tantôt l'appétit disparaît, tantôt, au contraire, il est exagéré. De la salivation abondante, des envies de vomir, de la diarrhée ou une constipation opiniâtre sont des symptômes fréquents. Si ces symptômes prennent une grande intensité, on voit survenir l'anémie, le visage prend une teinte plombée, le malade est accablé, mélancolique, inapte au travail intellectuel.

Comme troubles nerveux, notons souvent des manifestations variées ; le malade ressent des démangeaisons fréquentes et violentes au nez et à l'anus, souvent des bourdonnements d'oreille. Le besoin de se gratter les narines est considéré comme un indice de vers. Quelquefois, ce sont de violents maux de tête, des vertiges, des crampes, de véritables crises de nerfs, surtout chez les femmes et les enfants.

L'observation de ces malaises dont la variabilité est due au tempérament spécial du malade, peut faire songer au Ver solitaire, mais pour pouvoir dire : « C'est certainement le Ver solitaire ». il faut voir, bien voir, posséder d'*indiscutables* fragments de Ténia, sortis du tube digestif du malade. Je dis indiscutables parceque, dans bien des cas. on s'est abusé sur la nature de produits rejetés par le malade et confondus avec des anneaux. Je me souviens de petits morceaux de ligament coupés en rectangles réguliers, qui en avaient imposé à un médecin trés sérieux ; l'examen à la loupe et au microscope ne laissent aucun doute dans un cas pareil. Le malade avait avallé de menus morceaux d'un gros ligament de bœuf provenant du pot au feu. et qui, pour lui, constituaient une sorte de gourmandise ; ces débris réguliers avaient traversé l'estomac et l'intestin sans être modifiés par la digestion et par leur teinte blanchâtre, se détachaient sur le fond sombre de la selle comme des cucurbitains. La nature élastique de ces fragments était fort nette au microscope.

Comment reconnaître ces anneaux ? Comment attaquer le parasite ? Pour répondre à ces questions, il faut faire connaissance avec les Vers rubanés. étudier leurs mœurs, leur genre de vie, leur reproduction. Quand nous connaîtrons l'hôte de notre intestin, ses goûts, ses habitudes, nous pouvons facilement l'attaquer dans son repaire et triompher de sa résistance.

DESCRIPTION DES ESPÈCES

Les Vers rubanés qui vivent dans l'intestin de l'homme, se rapportent à trois espèces distinctes : *Ténia inerme, Ténia armé, Ténia botriocephale*. Nous ferons l'histoire de l'un d'eux, et nous lui comparerons les deux autres.

1. — Tenia inerme.

Le *Ténia inerme* (*Tœnia saginata, inermis ou medio-canellata*), est le plus fréquent des Ténias de l'homme.

Les anneaux ou cucurbitains sont rejetés par l'anus ; nous avons dit qu'ils avaient la forme et la grandeur d'un grain de courge, les anneaux sont placés bout à bout et c'est par leur réunion qu'est constitué le long animal qu'on nomme le Ver adulte.

Lorsque le Ver est expulsé en entier. on voit ce long ruban, avec tous ses anneaux, il atteint souvent 8 à 9 mètres, quelquefois 15 mètres de long. On compte en moyenne mille anneaux. (Pl. I, fig. 1, a, b, c).

Ces anneaux très larges à l'extrémité libre, d'où ils se détachent, diminuent de longueur et de largeur à l'autre extrémité ; cette portion du ruban, s'effile et devient un cou étroit qui se termine par la tête arrondie. Cette tête a la grosseur d'une forte tête d'épingle, elle est peu visible et il faut une certaine attention pour la découvrir. Le malade sait que l'expulsion de la tête du ver est nécessaire à sa guérison, il faut donc savoir la reconnaître pour donner au malade l'assurance de sa délivrance définitive.

Avec une forte loupe (Pl, I, fig. 2) la tête arrondie comme une tête d'épingle, apparaît comme un tubercule coupé carrément ; elle porte sur ses côtés quatre cupules ou ventouses. C'est à l'aide de ces ventouses, que le ver se fixe dans les replis de la paroi de l'intestin. On n'observe jamais de crochets sur la tête, d'où le non d'*inerme* donné à ce ver, parceque la tête est dépourvue de ces armes aiguës, que nous observerons bientôt sur le Ténia *armé*.

A la tête, fait suite le cou qui, peu à peu s'élargit pour se confondre avec les anneaux adultes qui constituent le ruban.

Un anneau vu à la loupe (Pl, I, fig. 3), montre par transparence, une sorte de petit arbre brunâtre enfermé dans sa paroi. L'enveloppe blanchâtre enferme une arborisation profonde. On voit un tronc médian d'où partent, des deux côtés, de nombreuses branches divisées en rameaux. Cet appareil contient des œufs en nombre incalculable, c'est donc une poche à œuf, un utérus ramifié qui remplit tout l'anneau.

Les savants qui ont étudié avec soin l'anneau du Ténia, ont vu que cet anneau, lorsqu'il est jeune, contient à la fois des organes mâle et femelle. On observe des testicules qui, par de fins canaux, amènent la liqueur fécondante dans un prolongement ovoïde destiné à la projeter dans l'appareil femelle.

Celui-ci commence par un ovaire qui préside à la formation des œufs.

Ces œufs descendent dans un conduit, l'oviducte, où ils reçoivent la liqueur fécondante, et ils passent de là dans l'utérus où ils s'accumulent, remplissant ses arborisations. Les conduits mâle et femelle communiquent entre eux par une cavité placée sur le flanc, le cloaque, et la liqueur fécondante passe par ce sac, de l'orifice mâle dans l'orifice femelle.

Telle est la disposition si spéciale observée chez le Ver solitaire qui a autant d'utérus que d'anneaux et qui peut, dans chaque anneau, mettre au service d'un utérus, un organe mâle destiné à l'introduction de la semence ; c'est la réalisation de l'hermaphroditisme le mieux caractérisé.

Il est intéressant de noter l'absence de tube digestif ; le Ténia vivant au milieu d'aliments digérés n'avait pas besoin de cet appareil.

Ces œufs ainsi enfermés dans l'anneau ne seront jamais pondus ; en effet, les anneaux vont se détacher un à un et passant par l'anus, ils emporteront dans leur paroi l'utérus et les œufs enfermés.

Que vont devenir ces œufs ? C'est ici que l'his-

toire du Ténia présente les plus étranges phéno-
mènes, et il a fallu la perspicacité de nos savants
modernes pour découvrir les mystères du développement du Ver solitaire.

L'anneau (et les œufs contenus) aura un sort
variable suivant l'endroit où le porteur du Ténia
aura déposé la selle qui le contient. Si c'est dans
une fosse d'aisance, l'anneau va se trouver dans un
milieu où il va rapidement se détruire, se disso-
cier, disparaître parmi les excréments qui l'entourent. Sur un fumier, sur l'herbe de la prairie
au contraire, il aura des chances d'évoluer.

Peu à peu la paroi de l'anneau se putréfie, se
détruit, l'utérus se rompt et les œufs restent accro-
chés aux herbes ou sont entrainés par la pluie
vers les ruisselets voisins, parmi le purin ou les
eaux d'arrosage.

L'œuf (P. I, fig. 4), a une coque dure qui le pro-
tège et lui permet d'attendre les conditions favorables à son développement. Ce n'est point en
effet sur la terre humide ou dans le ruisseau qui
l'entraîne, qu'il peut parcourir une phase nouvelle. Il faut qu'un bœuf l'ingère avec les plantes
fourragères ou le breuvage, et le fasse parvenir
dans le tube digestif.

Le bœuf seul, peut offrir à cet œuf un milieu
favorable. Si un cheval, un mouton, un porc
l'avalent avec leurs aliments, le développement
ne se poursuit pas ; il en est de même de
l'homme. Les œufs sortis de l'anus de l'homme

ne se développent pas dans le tube digestif de l'homme. Comment le sait-on ? direz-vous, car il est probable qu'un pareil plat n'a jamais tenté l'espèce humaine. Ce sont les savants qui nous ont renseigné en s'offrant eux-mêmes à de telles expériences ; la réponse a toujours été négative. L'intestin de l'homme digère l'œuf de Ténia et ne se prête pas à son développement; c'est donc par une autre voie que le Ver solitaire revient à l'homme.

Si, au contraire, l'œuf arrive dans l'estomac du bœuf, il se trouve dans les conditions requises. Bientôt, la coque disparaît (Pl. I, fig. 5), résorbée par le suc gastrique, et un petit embryon en sort. On dirait une petite araignée à six pattes (*Embryon hexacanthe*); il faut l'examiner au microscope (Pl. I, fig. 6), pour distinguer son corps arrondi et les six petites épines qui s'y fixent. Cet embryon se laisse entraîner dans l'intestin, alors il joue de ses épines, grâce à elles il dilacère la paroi et s'enfonce dans les tissus ; il cherche un vaisseau sanguin, le perfore, et comme une petite barque, se laisse entraîner par le courant vers les tissus graisseux qui doublent la peau du bœuf et entourent sa viande. Arrivé là, il se repose, se fixe, il a une table bien garnie ; il n'a qu'à poursuivre son développement.

Ses épines devenues inutiles, disparaissent et son corps vésiculeux se gonfle, épaissit sa paroi. On dirait un petit haricot blanchâtre, enfoncé dans les tissus (Pl. I, fig. 7). Alors, sur un de ses pôles, se montre une petite cupule et au fond de cette cupule se dresse un bourgeon arrondi. (Pl. I, fig. 8), à la loupe, ce bourgeon se présente comme une tête de Ténia, avec ses quatre ventouses (Pl. I, fig. 9). On donne le nom de *Cysticerque* à l'embryon ainsi développé.

Si le bœuf a mangé un grand nombre d'œufs, tous les embryons évoluent de la même façon, et l'animal est bientôt criblé de Cysticerques installés dans sa graisse et dans sa viande. Cette explosion de parasites entraîne un état maladif, la *ladrerie* du bœuf. Le bœuf *ladre* est un bœuf dont la graisse et la viande sont envahies par les *Cysticerques*. S'il n'y a que quelques Cysticerques, leur apparition passe, en général, inaperçue.

Que vont devenir ces *Cysticerques*? Sur le bœuf, ils ne peuvent se développer davantage, ils sont fixés à cet état et ils attendent une impulsion nouvelle. Or, pour pouvoir poursuivre leur développement, il faut qu'ils passent dans un nouvel intestin, et cet intestin est précisément celui de l'homme, ainsi que l'ont montré de très nombreuses expériences.

Prenez un Cysticerque reconnu à la loupe dans de la viande de bœuf et avalez-le comme une pilule, vous allez vous donner le Ver solitaire. Ce Cysticerque arrive dans votre intestin, alors la vésicule disparaît et la petite tête qu'elle protégeait se fixe par ses ventouses, contre l'intestin. On dirait une graine qui germe et se développe en un long ruban. De petits anneaux se montrent à son pôle libre et forment un cou délié ; ces anneaux s'élargissent, s'allongent, tandis que de nouveaux anneaux jeunes se forment sans cesse au contact de la tête, repoussant les anneaux plus anciens ; le ruban croît, s'allonge, se développe, atteint plusieurs mètres ; le Ténia est constitué et tant que les conditions seront favorables, il formera des anneaux jeunes et les anciens se détacheront pour passer dans les selles comme des graines de courge ou cucurbitains.

Si nous n'avons pas l'habitude de nous administrer directement des Cysticerques, nous avons l'habitude de manger souvent la viande de bœuf mal cuite, les bifsteacks et les rosbifs saignants. Or, souvent dans la graisse qui accompagne ces viandes, entre les fibres rosées, s'intercalent des Cysticerques qui, pilules minuscules, passent avec les morceaux que nous savourons. Tout Cysticerque introduit, se fixe et donne un Ténia.

Voilà, à coup sûr, une étrange histoire. Ainsi le Ténia inerme a besoin de deux hôtes successifs. Installé dans l'intestin de l'homme, il donne des œufs qui ne peuvent pas se développer sur l'homme lui-même. Il est obligé d'envoyer ses anneaux et ses œufs en villégiature, dans un hôtel voisin. C'est le bœuf qui doit les manger et leur offrir sa graisse et sa viande où les embryons s'installent et se transforment en Cysticerques. Et c'est là que nous allons, par insouciance, prendre ces Cysticerques qui ne peuvent terminer leur développement que dans notre intestin. Revenu ainsi chez l'homme, le Cysticerque bourgeonne et donne un Ver solitaire.

Que de travaux ! que de recherches ! que d'expériences ! pour établir d'une façon indiscutable ces migrations du Ver solitaire. On dit que les savants cherchent trop la petite bête ; il fallait bien la chercher pour lui faire avouer tous ses secrets.

Conclusion à tirer : c'est qu'il faut mettre le bœuf à l'abri des œufs du Ténia inerme — c'est qu'il faut nous garantir de l'introduction des Cysticerques avec la viande de bœuf que nous mangeons. D'où nécessité d'un examen rigoureux de la viande de bœuf et, s'il y a la moindre hésitation, soumettre la viande à une cuisson longue, capable de détruire les Cysticerques.

2. — Ténia armé

Le *Ténia armé (Tœnia solium)* est très voisin de l'*inerme*, il s'en distingue surtout par sa tête qui porte un rostre armé d'une couronne de petits crochets. On retrouve les quatre ventouses. Ce ver, grâce à ces crochets, est plus adhérent à la paroi de l'intestin.

Sa vie et son développement sont identiques ;

ce qui est différent, c'est l'hôte dans lequel se développe l'œuf. Le Ver adulte vit dans l'intestin de l'homme comme le précédent, mais ses œufs ne peuvent se développer que dans l'intestin du porc. L'*Embryon hexacanthe* va se loger dans la graisse du porc et s'y transforme en *Cysticerque* ; le porc devient *ladre* par l'apparition de ces petits corps parasitaires. Or, ces Cysticerques, ingérés avec la graisse et la viande de porc, fixent leur tête dans notre intestin et s'y développent en *Ténias armés*.

Ainsi, c'est la viande du bœuf ladre qui nous donne le Ténia inerme ; c'est la viande de porc ladre qui nous donne le Ténia armé. De là l'apparition de telle ou telle espèce, suivant la nourriture la plus répandue dans la région observée. Dans les villes où l'on mange beaucoup de bœuf, on trouve surtout la première forme, dans les campagnes où le porc est surtout utilisé comme aliment, c'est le second ver qui prédomine. Mais cette distinction est peu importante, car les symptômes et le traitement sont identiques.

3. — Ténia botriocéphale

Le *Botriocéphale (Botriocephalus latus)* vit comme les précédents, dans l'intestin de l'homme. Il se distingue facilement des précédents par sa tête qui n'a ni ventouses, ni rostres, ni crochets ; cette tête est allongée en amande et est creusée latéralement de deux longues fentes ou *botridies* qui la caractérisent (Pl. I, fig. 12).

Cette espèce est spéciale aux régions littorales des grands lacs ou des mers du Nord. La Suisse, la Haute Italie, le littoral de la mer Baltique sont les régions les plus favorables. Cela tient à ce que le *Cysticerque* de ce ver se développe dans les poissons, en particulier sur la lotte et le brochet.

C'est donc dans l'intestin de l'homme que se rencontre le Botriocéphale adulte. Les anneaux sont rejetés avec les selles, gorgés d'œufs. Ces *Œufs* (Pl. I, fig. 13), pour se développer, doivent être entraînés dans les eaux où vivent les poissons, qui leur serviront d'hôtes. De l'œuf sort une *Larve* (Pl. I, fig. 14) couverte de petits cils, cette larve pénètre, avec l'eau, dans la bouche du poisson et de là dans l'estomac. L'enveloppe ciliée (Pl. I, fig. 15) se déchire et l'*Embryon hexacanthe* en sort et se sert de ses épines pour s'installer dans les chairs du poisson. Là il grossit et devient Cysticerque (Pl. I, fig. 16).

Si l'on mange du poisson mal cuit, envahi par ces Cysticerques, chaque Cysticerque qui porte une tête de Botriocéphale, se fixe contre la paroi de l'intestin et se met à former un ruban d'anneaux pour constituer un Botriocéphale adulte.

Ainsi, c'est toujours la même marche dans le développement ; il faut deux hôtes distincts : pour les trois vers étudiés, *c'est l'homme qui donne le logement au Ver adulte.* Mais les œufs du Ver

adulte ne peuvent se développer dans l'intestin de
l'homme, ils doivent aller en villégiature dans l'intestin d'un nouvel hôte. *L'œuf du Ténia inerme passe
dans le bœuf, l'œuf du Ténia armé, dans le porc, l'œuf
du Botriocéphale dans un poisson,* brochet ou lotte.
Dans ce nouvel hôte, l'œuf devient Embryon hexacanthe, puis Cysticerque. Le Cysticerque ne peut
se développer qu'à la condition de passer dans
l'intestin de l'homme, là il sort sa tête, la fixe à
la paroi, et cette tête bourgeonne des anneaux qui
forment le long ruban du Ver adulte.

Si, pour éviter les premières espèces, il faut
rejeter les viandes mal cuites de bœuf et de porc
contenant des Cysticerques, pour éviter le Botriocéphale, il faut surveiller les poissons pouvant
être contaminés. On a signalé le brochet, la lotte,
la férat et d'autres espèces. Sur les bords de la
Baltique, on fume beaucoup de poissons qui sont
consommés sous cette forme, sans être soumis à la
cuisson. La fumure ne tue pas les Cysticerques, aussi
le Botriocéphale est très fréquent parmi les popu-
lations qui se nourrissent avec de tels produits.

TRAITEMENT

Toutes les espèces de *Vers rubanés* sont suscepti-
bles du *même traitement,* cependant, les auteurs
présentent le Botriocéphale comme plus résis-

tants.; le Ténia armé, est plus difficile à entraîner que le Ténia inerme.

Le bon moment pour essayer la cure, est celui où les anneaux très développés, commencent à se montrer dans les selles. Le malade doit se soumettre la veille à une diète légère, on se borne à quelques bols de lait, pour atténuer le besoin de manger. Le soir, on prend un lavement d'eau tiède qu'on conserve quelques minutes, pour provoquer le rejet des matières accumulées dans l'intestin. Le matin, au réveil, nouveau lavement, et, si l'on veut prendre un premier déjeuner, une demi-tasse de café noir chaud, peu sucré. Une heure après, administration du remède qui doit tuer le Ténia, qu'on nomme *ténifuge*, et sur lequel nous allons revenir. On a fait préparer une chaise percée et on a fait remplir le vase, à moitié, avec de l'eau tiède, pour recevoir les matières fécales. Le Ténia ne tarde pas à s'échapper avec les excréments, montrant d'abord ses plus gros anneaux. L'eau placée dans le vase, le soutient et l'empêche de se rompre trop facilement. Le Ver s'étale dans l'eau, s'échappant lentement, à chaque poussée de l'intestin.

Il faut conserver avec soin le vase et les produits contenus. Le médecin devra, en effet, examiner le Ver et rechercher la tête. A plusieurs reprises, on change l'eau du vase qui entraine les parties légères des selles et laisse le Ver nettoyé et débarrassé des excréments qui l'entouraient. C'est parmi les longs chapelets d'anneaux qu'il faut trouver la partie effilée qui se termine par la *tête*. D'après nos descriptions, elle est facile à reconnaître.

Si l'on ne peut découvrir la tête, on est en droit de supposer qu'il y a eu rupture et qu'elle est restée accrochée à l'intestin. Peut-être a-t-elle échappé à l'observation ? Si la tête est découverte, déterminée, on peut conclure que le Ver entier a été rejeté. Mais nous avons dit que l'intestin peut contenir, en même temps, plusieurs Vers, de là, la possibilité de rencontrer plusieurs têtes dans la selle examinée. Dans ce dernier cas, il faut chercher à voir si le nombre des têtes, correspond aux rubans rendus.

Dans le cas ordinaire, il y avait un seul ver, et, si la tête est rendue, le médecin peut donner au malade l'assurance de la guérison. Si la tête manque, il n'est pas possible d'affirmer qu'elle est encore dans l'intestin, car elle a pu échapper pendant le lavage. Il faut alors attendre trois mois pour se prononcer.

Si la tête est restée, il faut trois mois pour qu'elle ait reconstitué un nouveau-ruban. Son apparition réclame alors un nouveau traitement.

Les remèdes qui provoquent l'expulsion des Ténias s'appellent *ténifuges*. Ils sont nombreux.

La *Graine de Courge*, figure parmi les plus anciens ; employée peut-être au début, à cause de sa ressemblance avec les anneaux des Ténias (cucur-

bitains), elle agit d'après Heckel, par une substance toxique, la péporésine, contenue dans les
tissus de cette graine. C'est un médicament facile
à prendre, et à recommander, surtout chez les
enfants. On prend 60 grammes de graines de
Courge fraîches, on enlève la première peau blan-
che, en respectant l'enveloppe verte qui est dessous. On pile alors ces graines avec 60 grammes
de sucre, et quand la pâte est homogène, on hu-
mecte avec 30 grammes d'eau de fleurs d'oranges,
puis on délaie le tout dans 200 grammes d'eau, en
agitant fortement. On obtient ainsi une émulsion
agréable au goût, qu'on prend en deux fois, à un
quart d'heure d'intervalle. Une demi-heure après,
on prend 60 grammes d'huile de ricin. Nous con-
seillons d'essayer d'abord ce remède agréable qui
n'expose à aucun malaise, et donne ordinairement
le résultat souhaité.

La *Fougère mâle* croit abondamment dans les
régions montagneuses, sous les ombrages des
forêts. C'est une des plus belles Fougères de
France, et il est facile de la reconnaitre par l'examen du dessous des feuilles où se trouvent les
organes reproducteurs. Ceux-ci ont l'aspect de
petits haricots et en les soulevant, on aperçoit la
poussière brune des spores qu'ils recouvrent.

Les grandes feuilles découpées, sortent d'un
pied plus ou moins enfoncé dans le sol. C'est cette
partie qu'on appelle improprement *Racine de Fou-*

gère mâle et c'est elle qu'on utilise contre les Ténias.

Elle contient en effet un principe très actif, qui provoque la mort du Ver. Mais ce principe ne produit son action qu'à la condition d'être extrait de racines fraîches et en bon état.

Longtemps, dans le vulgaire, on s'est contenté de faire bouillir dans l'eau, des morceaux de cette racine ; quelques médecins recommandaient de verser dans l'eau un verre de cognac. Par ce procédé, on obtient une infusion brunâtre, amère, repoussante, mais qui n'a pas d'action sur le Ténia.

Les chimistes, en effet, ont trouvé que l'éther seul peut dissoudre le principe actif. L'expérience a démontré que ce principe s'altère avec le temps dans la fougère desséchée, aussi ne faut-il pas s'adresser à ces vieilles racines, oubliées depuis quelque vingt ans dans les bocaux du pharmacien. En traitant par l'éther ces débris, on n'obtient qu'une drogue nauséabonde et sans effet. Or, pendant longtemps, c'est avec un semblable produit, que le pharmacien a répondu à l'ordonnance du médecin, et le malade a pu, avec raison, douter de l'efficacité d'un extrait qui ne faisait de mal qu'à son intestin, en provoquant des coliques, et en laissant le ver en pleine santé.

La véritable *huile éthérée de Fougère mâle* doit s'extraire des *racines fraîches*, dépouillées de l'écorce et des feuilles flétries qui l'entourent ; la portion centrale verte, est seule bonne pour cette opération. On la dessèche avec soin, on la pulvérise et on la traite par l'éther. Par distillation de l'éther, on obtient un extrait huileux d'un beau vert. Cette huile éthérée, préparée par ce procédé, est le meilleur des *ténifuges*. La dose en est de 2 grammes, répartis en dix bols obtenus par l'adjonction de mucilage et de poudre de fougère, en quantité suffisante. Les bols sont pris, coup sur coup, en une heure.

Un *purgatif à l'huile de ricin*, 60 grammes, est administré après la dernière dose.

La condition essentielle pour obtenir une expulsion certaine, est d'avoir de l'extrait éthéré de racine fraîche. Or, précisément, c'est là le point difficile, et le pharmacien seul, peut faire effectuer une récolte au moment opportun et se livrer à une manipulation aussi longue. On peut aussi avoir recours aux nombreuses préparations qui, faites par des spécialistes, réalisent cette condition essentielle.

L'Écorce de Racine de Grenadier jouit aussi d'une réputation méritée. Mais, il faut aussi qu'elle soit fraîche et recueillie sur les parties souterraines de la plante. L'écorce de la tige est moitié moins active et si elle est desséchée depuis longtemps, elle perd encore de sa puissance. Les grenadiers du Nord, cultivés en pot, sont naturellement moins actifs que les grenadiers du Midi, cultivés en pleine terre. Le meilleur serait de faire venir du

Midi, une racine fraîche de grenadier, de la conserver dans le sable, et d'en prendre l'écorce au moment de s'en servir. C'est la seule façon de savoir exactement ce qu'on emploie.

Avec une telle écorce, 40 ou 45 grammes suffisent pour expulser un Ténia. Mais, il est préférable de prendre 50 grammes d'écorce qu'on fait bouillir sur un feu doux, pendant une heure, dans 1/2 litre d'eau. On prend cette décoction en trois verres, de demi-heure en demi-heure.

Ce remède est difficile à prendre, à cause de son amertume.

Le premier verre occasionne quelquefois des nausées et même des vomissements, il faut cependant insister et prendre les verres suivants. Une heure après la dernière prise, on administre 60 grammes d'huile de ricin.

Le principe actif de l'écorce, est la *Pellétierine* liquide, huileux, jaunâtre, volatil. On peut l'extraire de l'écorce, et ce principe peut être dosé avec précision. En l'administrant, on évite ainsi les différences de puissance des écorces d'origine variée.

Le *Pellétiérine* comme l'écorce, expose aux nausées et aux vomissements, même à des vertiges pénibles. Il ne faut pas l'administrer aux enfants.

Le *sulfate de Pellétiérine* additionné de tannin, constitue un excellent ténifuge,

On formule ainsi : Sulfate de Pellétiérine 30 centigrammes, Tannin 50 grammes, Potion gommeuse 150 grammes. On prend le tout en deux fois, dans l'espace d'une demi-heure. On administre, un quart d'heure après, 60 grammes d'huile de ricin, ou 10 grammes de séné en infusion dans 150 grammes d'eau.

A côté de ces remèdes, citons : le *Kousso* ou *Cosso (Hagemia abyssinica)* originaire d'Abyssinie. Ce sont les inflorescences desséchées qui sont utilisées. On les réduit en poudre : 16 à 20 grammes en infusion dans 250 grammes d'eau. On avale la poudre et le liquide. Un purgatif aide l'expulsion.

L'*Ecorce de moussenna (Acacia anthelminthica)* vient aussi d'Abyssinie, on l'administre en poudre, à la dose de 50 grammes dans du miel ou du beurre. Le *Kamala (Rottlera tinctoria)* est la poudre rouge qui couvre les fruits d'un arbre asiatique. Les Indous s'en servent pour teindre la soie en rouge, et vantent son action contre le Ténia. On l'administre en teinture à la dose de 30 grammes. Ce remède semble particulièrement actif contre le Botriocéphale.

Jusqu'à plus ample informé, nous préférons nos remèdes indigènes : courge, fougère et grenadier, dont les effets sont bien connus, et les résultats indiscutables.

Pour mémoire, rappelons que l'huile d'olive, l'huile de noix, l'alcool, l'éther, l'essence de térébenthine, le pétrole, la benzine, des acides nombreux, l'arsenic, l'étain, ont été préconisés, tour à tour, comme ténifuges, remèdes d'un autre âge, qui ont cependant conservé, dans certaines régions, une réputation dont profitent encore les charlatans et les rebouteurs. Les remèdes que nous avons signalés méritent seuls une attention sérieuse.

II

LES VERS RONDS OU NÉMATODES

Les *Vers ronds* rappellent, par leur forme, les *Vers de terre* ou *Lombrics*, et le vulgaire n'hésite pas à les considérer comme tels, et à penser que ce sont des espèces terrestres, pouvant s'installer en parasites dans notre tube digestif.

Les *Vers ronds* sont variables de taille, suivant les espèces. Le plus long est précisément l'*Ascaride* ou *Lombric-intestinal (Ascaris Lumbricoïdes)* qui atteint, comme le Ver de terre, 15 à 20 centimètres de long.

Le *Tricocéphale* n'a que 4 à 5 centimètres ; il est facile a reconnaître, parce qu'il se tord sur lui-même comme une spirale de montre.

Les autres sont très ténus ; l'*Oxyure* et l'*Ankylostome*, atteignent à peine 1 centimètre, les *Anguillules* ne dépassent pas 1 millimètre et ne sont visibles qu'à la loupe.

En se basant sur la longueur, on peut donc distinguer les espèces principales. Mais ce qui rend la reconnaissance plus facile, c'est que parmi elles, plusieurs sont si rares et si spéciales à certaines affections, qu'on peut les considérer comme en dehors des formes habituelles pouvant être rencontrées dans les selles. En effet, les deux espèces fréquentes, communes, sont l'*Ascaride* et l'*Oxyure*. Le *Tricocéphale* est rare et ne peut être découvert que par des spécialistes ; l'*Ankylostome* est spécial aux mineurs ; l'*Anguillule* ne se rencontre que chez des malades venant de Cochinchine. Nous pouvons donc restreindre cette étude détaillée à l'*Ascaride* et à l'*Oxyure* ; nous consacrons ensuite quelques pages aux autres espèces.

1. — Ascaride ou Lombric intestinal.

DESCRIPTION

Le Ver est très fréquent chez l'enfant, mais il se rencontre à tout âge, plutôt dans les campagnes que dans les villes. L'apparition dans les excréments de ces parasites, est ordinairement le premier signe. Dans une selle, on voit un ou plusieurs longs Vers blanchâtres qui ressemblent, au premier abord, à des Vers de terre.

Ce Ver (Pl. II. fig. 1), est blanc jaunâtre, cylindrique, s'effile en pointes à ses extrémités. Sa peau est transparente, finement marquée de petites stries, et laisse entrevoir les organes profonds.

Ces vers ont de 15 à 20 centimètres de longueur ;
les plus courts sont en général les mâles, les plus
longs, plus renflés, les femelles. Car il y a deux
sexes distincts dans cette espèce.

A la coupe, on voit à l'extrémité du corps, une
petite bouche circulaire, entourée par trois ma-
mélons (Pl. II, fig. 2,) à l'autre extrémité est la
fente de l'anus. Entre la bouche et l'anus, s'étend
un tube digestif en ligne droite.

La femelle est pleine d'œufs, elle offre un peu
au-dessous de la bouche, une fente destinée à la
fécondation et à la ponte, c'est la vulve.

Le mâle possède des testicules ramifiés dont les
conduits s'ouvrent à l'extrémité du tube digestif,
(cloaque) dans l'anus. On voit en cet endroit deux
fins crochets qui permettent au mâle de s'accro-
cher à la vulve de la femelle pendant l'éjaculation
du sperme (Pl. II, fig. 3).

Pour la reproduction, le mâle fixe avec ses
spicules son anus contre la vulve de la femelle,
et pour se maintenir, il s'enroule en cor de chasse
faisant collier autour du cou de celle-ci. Le sperme
pénètre dans les conduits femelles et féconde les
œufs dans le corps de l'animal.

C'est dans l'intestin grêle que se passent ces
scènes intimes qui sont suivies de la ponte des
œufs. On estime à plusieurs millions les œufs
qu'une mère ascaride peut pondre en une année.
Ces œufs sont très petits et ne se voient qu'à la
loupe ; il ont un vingtième de millimètre, c'est-à-

dire qu'il en faudrait placer vingt en ligne pour faire un millimètre. Cet œuf minuscule a cependant une coque assez résistante, gauffrée qui peut le protéger activement.

Les œufs sont rejetés dans l'intestin et sont entrainés au dehors, avec les matières fécales ; quelquefois les vers son entraînés avec eux (Pl. II, fig. 4).

Heureusement ces œufs — et ils sont innombrables — ne peuvent se développer dans l'intestin de l'homme. Il faut que rejetés, ils trouvent dans un milieu humide à température douce, les conditions favorables pour le développement. Placés avec le fumier dans une terre humide, à une température d'été, ils forment dans l'intérieur de leur coque, un embryon, petit ver en miniature, qui n'attend que d'être ramené dans un intestin pour continuer son développement. Ce sont les légumes mal lavés, les salades malpropres, les débris du sol, même l'eau impure qui reçoit l'eau de lavage des prairies qui, introduits par la bouche ramènent les œufs dans le tube digestif.

Arrivé dans l'intestin, l'œuf se modifie, sa coque est digérée par le suc gastrique et l'embryon transformé en jeune Ascaride n'a plus qu'à se nourrir dans notre intestin aux dépens de nos aliments pour grossir, grandir et devenir adulte.

Ceci montre quel soin nous devons apporter au nettoyage des fruits, légumes, salades que nous mangeons à l'état crû, car c'est par cette voie que se fait le retour des œufs qui, sortis par l'anus, reviennent par la bouche, avec l'embryon de l'Ascaride. Dans les campagnes, malgré les conseils éclairés du médecin, les soins de propreté sont souvent négligés, les eaux de boisson sont souvent impures, recevant les ruisselets des champs et même les purins des fumiers, c'est ce qui explique la plus grande fréquence du parasite chez les habitants des villages. De plus, les enfants sont peu regardants sur la propreté des légumes ou fruits qu'il rencontrent dans les vergers et dans les champs, et s'exposent plus que les adultes à s'administrer, avec ces aliments grossiers, des œufs du parasite mêlés à la terre qui les macule. Les habitants des villes qui lavent avec soin les produits végétaux destinés à leur table, évitent facilement le parasite.

Les Ascarides se rencontrent souvent au nombre de deux à six dans l'intestin de l'homme, mais leur nombre peut être bien supérieur, le Dr Cruveilher estime à plus de 1.000 ceux qu'il trouva, à l'autopsie, dans l'intestin d'une idiote, et le Dr Fauconneau parle d'un jeune garçon qui rendit en trois années plus de 5.000 vers. On signale de véritables épidémies d'Ascarides. L'Ascaride est répandu dans le monde entier.

Symptomes

L'Ascaride est fréquent chez les enfants, surtout à partir de trois ans ; nous en avons indiqué la cause. On en compte rarement plus de 8 ou 10 chez le même individu, et les chiffres énormes que nous avons cités, sont tout à fait exceptionnels. On a signalé de véritables épidémies de vers dans quelques villes ou villages, dans les armées en campagne, partout où des eaux bourbeuses, des légumes malpropres, chargés d'œufs d'Ascarides, ont été utilisés sans précautions.

Comme pour le Ténia, il faut voir des Vers, ou au moins des œufs d'Ascaride dans les selles, pour affirmer sa présence dans l'intestin. Il y a cependant chez l'enfant un état général qui doit faire songer à des parasites intérieurs.

C'est une fatigue générale accompagnée de bouffisure de la face, de la teinte ardoisée des paupières, de la dilatation des pupilles, de démangeaisons du nez, et de grincement des dents. L'appétit est faible, souvent nul, rarement exagéré, la bouche se remplit de salive épaisse, l'haleine est mauvaise. Une petite toux sèche survient, les nuits sont agitées avec des rêves pénibles. L'enfant maigrit, se plaint de douleurs profondes dans la région du nombril, souvent de coliques violentes, on observe fréquemment des nausées ou des selles glaireuses, striées de sang.

En présence d'un tel état, plus ou moins accusé, il faut songer aux Ascarides, et l'administration d'un *médicament vermifuge* doit être tentée.

L'expulsion d'un Ascaride ne laisse plus de doute, et il faut débarrasser l'intestin de ses parasites.

Le médecin peut toujours étudier les selles et y rechercher un élément précieux, pour la reconnaissance du ver. Ce sont les œufs qu'il peut facilement reconnaitre au microscope. S'il les découvre avant la sortie d'un ascaride, il peut d'avance affirmer sa présence ; si, après l'expulsion d'un ver, des œufs se montrent encore, c'est qu'il est resté dans l'intestin des femelles qui pondent.

En général, les symptômes sont tels que nous venons de les décrire. très anodins, faciles à conjurer. Mais quelquefois, l'irritation nerveuse causée par les vers, est telle que l'on voit survenir des désordres de la plus haute gravité. Les plus communs sont des attaques convulsives qui simulent l'épilepsie. L'attention des parasites doit être portée dans ce cas du côté des vers. *Il y a deux causes de convulsions chez les enfants : les dents,* au moment où elles se montrent, et *les Vers intestinaux.*

La sortie des dents, aidée par l'incision du médecin, l'expulsion des Ascarides, font cesser à l'instant ces manifestations si effrayantes.

Des Vers accumulés ont produit quelquefois une véritable obstruction intestinale.

Le siège de prédilection du Ver, est l'intestin grêle, sa voie naturelle d'expulsion, est le rectum et l'anus. Il arrive souvent que les vers prennent la route inverse et remontent dans l'estomac ; ils provoquent des vomissements et sont rejetés par la bouche. Ainsi expulsés, ils peuvent s'engager dans les cavités du nez, d'où on est obligé de les déloger avec des pinces.

Comme cas rare, on en a vu s'enfoncer vers l'oreille par la trompe d'Eustache, d'autres sont tombés dans le larynx, d'autres sont remontés par les canaux biliaires vers le foie. On cite des observations qui montrent que la paroi intestinale peut être perforée par les Ascarides. Ceux-ci tombent dans le péritoine, déterminant souvent une péritonite grave. Enfin, on a vu sous leurs actions, l'intestin s'enflammer au niveau du nombril ou de l'aine, et des abcès se former, provoquant la sortie de Vers venant de la profondeur. Heureusement, tous ces faits sont d'honorables exceptions, et des raretés pathologiques.

TRAITEMENT

Le *vermifuge* par excellence contre les Ascarides est le *Semen-Contra*. Cette substance est constituée par les fleurs de plusieurs espèces de plantes, apartenant au genre des *Armoises*, et croissant dans les régions orientales et méditerranéennes. La

Perse nous donne le Semen-Contra du Levant —
les steppes du Volga, le Semen-Contra de Russie —
le Maroc, le Semen-Contra de Barbarie. Toutes
les plantes qui fournissent ces variétés, ont des
propriétés semblables. Nous possédons des espèces indigènes qui peuvent être utilisées de même :
L'*Armoise de Provence* (*Astemisia gallica*) et l'*Armoise
champêtre* (*A. campestris*), donnent un Semen-
Contra actif.

Le *Semen-Contra*, quelle que soit son origine, doit
son action vermifuge à un principe cristallisable.
la *Santonine*, qui peut être administrée seule,
et présente l'avantage d'être sans saveur et de
n'avoir pas le goût désagréable du Semen-Contra,
*mais c'est un médicament dangereux et qui demande à
être surveillé.*

Le Semen-Contra peut s'administrer à l'état na-
turel ou en poudre.

On en donne suivant l'âge, 1 à 6 grammes mé-
langés avec du miel ou de la confiture, on peut
délayer la poudre dans un verre de lait, administrer le remède le matin à jeun.

On peut, avec la même dose de poudre, varier le
mode d'administration en utilisant un sirop, ou
telle autre préparation pharmaceutique, destinée
à cacher l'amertume du médicament, suivant le
goût du malade.

La *Santonine* peut être facilement mélangée au
sucre, au chocolat, à la fécule. On peut donc le
présenter à l'enfant en pastilles, en dragées blan-

ches ou colorées à la cochenille, en tablettes de chocolat ou même en biscuits. De là, de nombreuses spécialités toutes agissantes, dosées avec soin, permettant d'administrer le matin à jeun, la dose voulue. Il faut proportionner cette dose à l'âge des enfants : 1, 2, 3, 4, 5 centigrammes par jour, suivant qu'ils ont 1, 2, 3, 4, ou 5 ans, cette dose de 5 centigrammes ne doit pas être dépassée avant la dixième année.

Chez l'adulte, on peut atteindre 20 centigrammes. Un léger purgatif à l'huile de ricin complète le traitement qui doit se poursuivre trois jours de suite.

La *Mousse de corse* est un des plus anciens *Vermifuges*, elle constitue la base de plusieurs sirops, jadis très réputés. Cette mousse n'est pas en réalité une mousse, c'est un mélange d'algues recueillies sans soin et au hasard, sur les rochers submergés des côtes de la Méditerranée. On trouve, suivant les échantillons, des espèces fort diverses, enchevêtrées avec des débris de petits coraux et des déchets de tous ordres, La Mousse de Corse est donc un amas de petites plantes marines ; elle en a l'odeur spéciale et la saveur salée.

Cette Mousse est un très utile vermifuge, et les enfants la prennent sans trop de répugnance. Prenez 5 grammes de mousse de Corse, jetez dessus un verre de lait bouillant, sucrez et offrez au malade cette préparation à jeun. C'est la dose pour un enfant de 2 ans ; ajoutez 2 grammes de plus. jusqu'à 10 grammes, pour chaque année en plus.

Le *Sirop de Boulay*, le *Sirop de Macors*, ont pour base cette préparation.

On a vanté et on utilise de nombreuses espèces végétales comme vermifuges. Parmi nos plantes indigènes, citons la *Tanaisie* (*Tanacetum vulgare*), l'*Armoise commune* (*Artemisia vulgaris*), la *Grande-Absinthe* (*A. Absinthium*) l'*Absinthe marine* (*A. maritime*), la *Petite Absinthe* ou *Absinthe Pontique* (*A. Pontica*), les *Génépis* (*A. glacialis. mutellina, spicata*). Parmi ces plantes, la *Tanaisie*, répandue partout, peut, à la campagne, rendre d'utiles services. Les fleurs, fraîches ou desséchées, à la dose de 5 à 10 grammes suivant l'âge, donnent avec le lait chaud une infusion active qui a malheureusement une odeur forte, désagréable, un peu camphrée ; le principe actif est voisin de la Santonine.

L'Amérique équatoriale possède la *Spigelie* (*Spigelia anthelmintica*). C'est un très bon vermifuge ; 20 grammes de la plante desséchée, en infusion dans 200 grammes d'eau ; ajoutez 30 grammes de sirop de fleurs d'oranger.

L'administration de ces vermifuges est très simple et n'expose à aucune complication, seule, la Santonine doit être surveillée, car c'est un toxique qui, même à faible dose, détermine des troubles visuels ; les objets prennent une teinte bleuâtre, puis verdâtre et enfin jaunâtre, les enfants se plaignent de voir jaune. Ce signe n'a rien d'alar-

mant, mais il est bon de ne pas augmenter les doses. En effet, la Santonine est un médicament
utile, mais si l'on exagérait les quantités admi-
nistrées, on déterminerait un véritable empoisonnement. Des nausées et des vomissements, des
vertiges, des convulsions, de l'angoisse respira-
toire caractérisent cet empoisonnement dû à des
doses élevées.

A côté des *Vermifuges d'origine végétale*, se place
le *Calomel* dont la réputation est grande. On l'administre en poudre, en pillules, en tablettes, en
pastilles, incorporé dans du chocolat ou du bis-
cuit. Il est ainsi, facilement accepté par les enfants. La dose minima est de 3 décigrammes; un
enfant de 2 ans peut prendre chaque jour une
tablette de 5 décigrammes. On peut atteindre chez
l'adulte, 15 à 20 décigrammes. C'est à jeun qu'on
administre le vermifuge qui est en même temps
légèrement purgatif. Les résultats sont excellents;
mais *il fant eviter* de prendre des bouillons ou des
mets salés pendant le traitement, le sel de cuisine
formant avec le calomel un *composé toxique*.

On peut unir le Calomel aux préparations végétales :.

Le *Calomel* 15 centigrammes et le *Semen-Contra*
pulvérisé, 10 grammes, donnent un excellent mélange qui réussit très bien chez l'adulte. On mêle
et on fait trois parts égales. On prend dans une
cuillérée de miel une dose le soir en se couchant,

une autre le lendemain matin à jeun, et l'autre le surlendemain en se levant.

Toutes les combinaisons étant possibles, on conçoit le nombre incalculable de spécialités à base de Santonine ou de Calomel qui toutes, réussissent contre les vers si fréquents chez les enfants.

2. — Oxyure vermiculaire

DESCRIPTION

Oxyurus vermicularis

L'*Oxyure* se distingue facilement de l'Ascaride par ses dimensions (Pl. II, fig. 5).

La femelle atteint à peine 1 centimètre de long, et le mâle n'a que la moitié de cette longueur, soit environ 5 millimètres. Les oxyures rappellent donc, non plus les vers de terre, mais les asticots qui vivent dans les fumiers et dans les viandes abandonnées au mouches, et que nous utilisons pour la pêche. Cette distinction est donc facile à faire.

A la loupe (Pl. II, fig. 6) l'oxyure présente l'aspect dè l'Ascaride, mais avec une queue très effilée, et une tête bordée d'ailes élargies, surtout visibles au microscope (Pl. II, fig. 7).

L'Oxyure passe la première partie de sa vie dans l'intestin grêle ; c'est là que les mâles et les femelles s'accouplent, par le même procédé que les Ascarides. Les mâles ayant joué leur rôle fécondateur meurent et sont rejetés avec les excréments, alors, les femelles descendent et prennent leurs quartiers dans les replis du rectum. Ces replis sont des abris, où ce petit monde trouve protection, et où il puise dans les matières fécales, une abondante nourriture. Les femelles se portent souvent vers l'orifice du tube digestif ; l'anus est, pour ces parasites, une sorte de plage où ils viennent rechercher l'air et le frais, et c'est le soir qu'ils prennent leurs ébats et folâtrent à leur aise, En réalité, ils viennent pondre leurs œufs minuscules qui sont entraînés au passage des excréments. Souvent, quelques vers audacieux, surpris hors de leurs repaires, sont entrainés avec eux.

Profitant des replis de la peau qui entoure l'anus, des groupes d'Oxyures se portent souvent vers les *parties génitales*. Chez la femme, ils peuvent s'installer dans l'orifice de la vulve et s'y constituer en colonies nombreuses.

Les œufs pondus sont si petits, qu'il faudrait en aligner 200 pour faire 1 millimètre ; on ne peut les voir qu'au microscope ; ils ont une coque résistante.

Comme l'œuf de l'Ascaride, l'œuf de l'Oxyure ne peut donner dans le rectum de l'homme un nouvel Oxyure ; il faut que l'œuf expulsé revienne à la bouche, soit débarrassé de sa coque par le suc de l'estomac et laisse échapper son embryon qui, dans l'intestin, devient Ver adulte.

Ainsi les œufs sortis de l'anus de l'homme, doivent revenir à la bouche de l'homme, pour poursuivre leur développement. Comme pour l'Ascaride, c'est l'eau contaminée, les fruits, les légumes, les salades mal lavées qui doivent servir à l'infection. Mais, lorsque les Oxyures sont installés, il peut se faire que le transport se fasse directement de l'anus à la bouche sur le même individu. Nous dirons bientôt que les Oxyures déterminent une démangeaison terrible autour de l'orifice anal. L'enfant se gratte, ses ongles se chargent de débris et d'œufs, et comme l'enfant ne se lave pas les mains, il est exposé à mélanger ces immondices avec le pain et les mets variés dont il usera bientôt. C'est *l'infection directe.*

Le manque de soins, de propreté de la part des personnes qui soignent les enfants conduit au même résultat. C'est donc chez l'enfant, — surtout chez l'enfant pauvre, abandonné à lui-même, — que ce parasite se multiplie avec la plus grande facilité.

L'oxyure est rare chez les adultes. C'est donc surtout chez l'enfant qu'on est exposé à constater les faits qui décèlent la présence du Ver.

SYMPTOMES

C'est du côté de l'anus où viennent s'établir les Oxyures, que les premiers signes se manifestent. Une irritation sourde, puis une démangeaison insupportable portent l'enfant à se gratter avec frénésie dans la région atteinte. Pendant la journée il y a une accalmie, mais dès que vient le soir, surtout quand le malade se met au lit, la démangeaison revient, c'est un fourmillement qui agace, irrite, devient douloureux ; il faut se gratter et l'intervention de la main ne fait qu'exaspérer l'irritation. De là insomnie, excitation nerveuse, fatigue croissante. L'enfant devient pâle, ses yeux prennent une teinte ardoisée, les pupilles se dilatent, l'appétit se perd, et souvent une toux sèche survient. On a signalé des convulsions graves.

Les démangeaisons de l'anus s'accompagnent souvent, chez les petites filles, de demangeaisons génitales dues au passage des oxyures du côté de la vulve ; chez les petits garçons l'excitation due aux Oxyures détermine des érections avec picotements au prépuce. L'enfant est donc porté à des attouchements du côté des organes génitaux et ainsi ces vers peuvent entraîner des habitudes vicieuses préjudiciables à la santé.

Il est rare qu'à ce moment on ne constate pas

la présence de petits Vers dans les selles. Celles-ci sont molles, fétides, gluantes, souvent striées de sang. Que ces Vers se montrent ou non, il faut un examen immédiat de l'orifice anal. Le soir sera préférable pour cet examen, au moment où la démangeaison est intense ; on a chance de surprendre les Oxyures engagés dans les replis de cet orifice.

L'examen à la loupe et au microscope permet de reconnaitre facilement les caractéres des Oxyures.

TRAITEMENT

Sitôt la découverte faite, il faut agir.

Le *Semen-Contra* — la *Santonine* — le *Calomel* — et toutes les préparations qui agissent sur les Ascaridés, doivent être employées contre les Oxyures.

Mais, de plus, étant donné que les Oxyures s'installent à l'anus, on peut agir sur eux localement et combattre les démangeaisons qu'ils provoquent dans cette région.

En même temps qu'on administrera, à jeun, les pastilles de Santonine et de Calomel, on songera aux lavements dont l'action directe est assurée.

Le *Lavement de Semen-Contra*. — Semen-Contra 10 grammes, en infusion, dans eau 1/4 litre — est le plus sûr. On donne un lavement au réveil, un autre lavement le soir avant de se coucher.

Le *Lavement de Suie*. — Suie de bois 25 grammes boullie pendant un quart d'heure dans 1/2 litre d'eau ; on passe sur un linge fin avant de char ger l'irrigateur — jouit d'une grande réputation populaire. Le lavement est administré une demi-heure avant le coucher.

Le *Lavement de Tabac* est recommandable : tabac, 2 grammes en infusion dans 250 grammes d'eau.

On a préconisé le *Lavement au bichlorure de mercure* ou *Sublimé corrosif* à la dose de 2 centigrammes dans 100 grammes d'eau distillée. Mais cette formule contient un sel très toxique et ne peut être administré que sur l'ordre du médecin et avec ses conseils. L'irrigateur ordinaire métallique ne peut servir dans ce cas, il faut utiliser une seringue de verre ou l'appareil à douche d'Esmarck.

Dans tous les cas, l'application de *pommade au Calomel* (Calomel : 10 grammes, Vaseline : 30 grammes) au *Turbith minéral* (mêmes doses), ou même de la *Pommade mercurielle simple*, à l'anus, éloigne les Oxyures et fait cesser les démangeaisons nocturnes.

3. — Tricocéphale

(Tricocephalus hominis)

Le *Tricocéphale* est un parasite inoffensif du gros intestin (Pl. III, fig. 8-9). Jadis, on lui attribuait

tous les méfaits des affections intestinales graves :
la fièvre thyphoïde, le choléra, etc. Aujourd'hui,
on sait qu'il n'en est rien. Il est très rare de trouver un triocéphale dans les selles et il est impos-
sible de prévoir sa présence dans l'intestin. Curieux
par son anatomie, par sa forme spiralée, ce Ver se
reconnaît à la torsion spéciale de son corps qui
s'effile en un long prolongement délié, terminé
par la tête. Il ne doit pas fixer davantage notre
attention, car nous avons toutes les chances pour
n'avoir jamais à le combattre. *Il est atteint par les
Vermifuges qui tuent l'Ascaride.*

4. — Ankylostome

Pendant longtemps, on a ignoré la cause de
diverses anémies pernicieuses connues sous le
nom de *Choléra d'Egypte, Anémie tropicale, Anémie
des mineurs*. Les débuts de l'affection sont marqués
par de simples troubles intestinaux, mais bientôt
surviennent des hémorragies intestinales accom-
pagnées d'une diarrhée profuse, et les symptômes
de l'anémie se caractérisent, amenant la mort par
faiblesse et consomption.

Cette affection, très répandue dans les régions
tropicales, est très fréquente en Egypte où le quart
de la population est atteinte par cette anémie.
Elle s'est peu à peu étendue sur l'Europe, tou-
chant l'Italie, l'Allemagne, la France. Cette anémie est propre aux agglomérations de travailleurs

et se développe surtout parmi les escouades d'ouvriers qui extraient et travaillent les argiles. Lors du percement du Saint-Gothard, on a observé une épidémie de cette sorte.

C'est Griesinger qui a découvert la cause de cette maladie ; il a trouvé à l'autopsie, dans l'intestin grêle des malades succombant à cette anémie spéciale, des petits vers parasites, fixés en grand nombre à la paroi de l'intestin, qui ont reçu le nom d'Ankylostomes *(Ankylostoma duodenalis).*

Ces petits vers sont de la taille de l'Oxyure (Pl. II, fig. 10), mais ils en diffèrent par la tête qui, vue à la loupe, montre une bouche transformée en suçoir et six dents crénelées mobiles (Pl. II, fig. 11). Cette bouche se rapproche un peu de celle de la Sangsue et, en effet, ce petit Ver s'accroche à l'intestin, entaille les tissus et, par succion, pratique une saignée continue sur la paroi.

Chaque petite Sangsue ne tire, en réalité, qu'une faible quantité de sang, mais c'est par milliers qu'on compte ces petites Sangsues, et en réunissant ces nombreuses saignées, on voit que le total représente une quantité de sang élevée ainsi prise au malade, quotidiennement, par des parasites.

C'est dans l'intestin que ces Vers s'accouplent et les œufs sont rendus avec les excréments.

C'est dans la terre humide que l'œuf poursuit son développement ; bientôt, il en sort un petit embryon qui s'enveloppe d'une peau résistante, et attend le moment de rentrer dans un intestin humain.

Que le tuyau d'une pipe posée sur le sol, que du pain souillé de boue apporte à la bouche de l'ouvrier cette larve, aussitôt celle-ci se fixe à l'intestin et devient Ankylostome. Dès lors, elle se gorge de sang, grandit, forme ses organes reproducteurs et, peu à peu, épuise le malade.

Telle est, rapidement esquissée, l'histoire de ce ver et de la maladie qu'il détermine,

Comme traitement, l'*Extrait éthéré de fougère mâle*, à la dose de 10 à 15 grammes et l'*Acide thymique*, à la dose de 10 grammes, sont d'une action efficace et rapide. Au Brésil, les guérisseurs (*curadeiros*) emploient le suc d'un figuier (*Ficus doliarium*).

Ce suc donne la *Doliarine*, qui a été administrée avec succès.

La Santonine et le Calomel sont sans effet.

Anguillule

Dans la *diarrhée de Cochinchine*, on trouve dans les selles une quantité de vers microscopiques. les *Anguillules* (*Anguillula stercoralis*) que de nombreux auteurs considèrent comme la cause de la maladie.

Nous ne pouvons comprendre cette forme dans les Vers intestinaux proprement dits, car elle échappe à l'observation directe. Il s'agit du reste, d'une affection qui ne se contracte que dans la région asiatique et qui sort du cadre des parasites indigènes que nous avons spécialement en vue dans nos conseils thérapeutiques.

III

VERS INTESTINO-MUSCULAIRES

Trichine

DESCRIPTION

La Trichine (*Trichina spiralis*) adulte, est fréquente dans l'intestin du porc.

Le mâle à 2 millimètres de longueur, la femelle ne dépasse pas 4 millimètres (Pl. II, fig. 12-13).

Elle rappelle, par sa forme, l'Anguillule s'effilant finement en avant, plus obtuse en arrière.

L'accouplement a lieu dans l'intestin et les œufs se développent dans le corps de la mère; peu à peu les embryons s'échappent et cette émission dure cinq à six semaines. De ce fait, chaque femelle donne environ 400 larves, puis elle meurt.

Cette larve est d'une ténuité extrême (Pl. II, fig. 14), il en faudrait cent bout à bout, pour faire 1 millimètre. Elle traverse bientôt la paroi intestinale et chemine à travers les tissus pour rechercher les régions charnues, les muscles dans lesquels elle se fixe, s'entourant d'une petite capsule protectrice. Dans cette enveloppe, la larve grandit et devient une Trichine adulte qui se replie sur elle-même en spirale (Pl. II, fig. 15); mais pour sortir de sa prison, il faut que le muscle qui la contient soit mangé, passe dans un tube digestif et que la capsule soit digérée ; alors la jeune Trichine est libre et peut continuer son évolution. Qu'un porc mange la chair du porc criblé de larves immobiles, et bientôt les Trichines libres, s'agiteront dans son tube digestif.

Mais si, au lieu du porc, c'est l'homme qui mange la viande du porc malade, c'est dans son intestin que les Trichines sont mises en liberté, dans son intestin que les Trichines pondent et s'accouplent, dans son intestin que les embryons ou larves se développent...et c'est dans ses muscles que les larves se fixent et s'entourent de capsules.

Si l'on songe que dix Trichines femelles donnent chacune 4.000 embryons, en tout 40.000 en quelques semaines, on conçoit avec quelle rapidité, les muscles sont envahis par ces embryons.

SYMPTOMES

On donne le nom de *trichinose* à la maladie due à cet envahissement des muscles. La *première phase* est *intestinale*. L'appétit est diminué, le malade ressent des coliques violentes et une diarrhée aqueuse s'établit, conduisant à des accidents

cholériformes ou à une constipation opiniâtre.
La *seconde phase* est *musculaire* ; les embryons envahissent les chairs ; les muscles de certaines régions deviennent sensibles, puis douloureux ; ils sont gonflés et raidis. Les mouvements deviennent impossibles. l'œdème s'établit, la température s'élève, la respiration se trouble, et dans les cas graves, le délire et l'amaigrissement conduisent le malade à la mort. La convalescence est toujours lente.

TRAITEMENT

D'après ce que nous avons dit, la *trichinose* est due à l'ingestion de viande de porc atteint de *trichinose*. L'homme doit donc s'attacher à éviter de recevoir comme aliment, des porcs malades. L'examen des viandes s'impose et la prohibition de toute viande suspecte peut seule empêcher la trichinose humaine, car la trichine, enfermée dans sa capsule, peut résister aux actions extérieures qu'on croirait capables de l'atteindre. Le salage, le fumage, une température de $+ 90°$ et de $- 25°$, ne peuvent détruire la vitalité de ces embryons. Si l'on remarque qu'il faut six heures du cuisson dans l'eau bouillante pour porter le centre d'un jambon à $+ 70°$, nous n'avons que la prohibition pour lutter contre ces épidémies. L'Allemagne et l'Amérique ont payé un large tribut à la trichinose ; nous n'avons heureusement à enregistrer en France que les cas de Crépy-en-Valois (Oise), et nous devons féliciter l'Administration des mesures rfgoureuses qui nous ont jusqu'ici préservés.

Le rat est souvent atteint de trichinose ; comme le porc est peu difficile sur la nourriture qui se présente, il est probable que la chair des rats morts dans les écuries, les déchets de viande de porcs malades sont les causes principales qui maintiennent la trichine du porc. Or, c'est la trichinose du porc qui détermine la trichinose humaine. L'examen microscopique permet de retrouver dans les viandes douteuses les capsules microscopiques dans l'intérieur desquelles sont enroulées les petites trichines. Par ce moyen, on peut proscrire les viandes et lards contaminés.

Si la trichine est introduite dans l'intestin, il faut, par le Calomel à haute dose, débarrasser l'intestin des femelles pondeuses et lutter contre les symptômes variés qui peuvent se présenter.

Considérations générales

Si nous cherchons à résumer les résultats acquis par la science, au sujet des *Vers intestinaux* et des *Vermifuges*, nous pouvons tirer des conclusions importantes pour la façon dont nous pouvons éviter et détruire ces ennuyeux parasites.

Dans cette lutte contre ces ennemis héréditaires, nous devons, par tous les moyens, éviter d'introduire dans notre tube digestif, leurs œufs ou leurs embryons. A l'époque où on croyait que les Anguilles naissaient du limon des rivières et que les Vers se formaient de toutes pièces dans la viande ou dans l'intestin, on n'avait pas à songer aux moyens dont nous parlons. Mais maintenant, grâce aux belles expériences de Pasteur, nous savons que tout être sort d'un œuf et que tout œuf, placé dans de bonnes conditions, peut donner un nouvel être. Qu'il s'agisse d'un microbe ou d'un homme, cette proposition est vraie, et ceux qui ont suivi les détails de l'histoire du Ténia et de l'Ascaride ne peuvent avoir aucun doute sur cette vérité.

Nous avons vu que l'animal le plus à redouter dans l'alimentation est le porc. Précieux animal, lorsqu'il est sain, il devient par ses graisses et sa chair, l'occasion d'infections nombreuses, lorsqu'il est atteint par les parasites.

La *ladrerie* et la *trichinose* nous exposent aux pires maladies. Le porc ladre porte en effet dans ses graisses ces *Cysticerques*, petites têtes de *Ténias* qui se fixent dans notre intestin pour donner les longs rubans des *Vers solitaires*. Le porc trichinosé a sa chair remplie de petites Trichines qui, mises en liberté par notre suc gastrique, perforent notre intestin et envahissent nos muscles, nous donnant la *trichinose*. Aussi l'examen le plus minutieux doit être fait des porcs amenés dans nos abattoirs. Mais, hélas ! surtout dans les campagnes, beaucoup de porcs échappent à l'œil vigilant du vétérinaire et le marchand, qui sait ses porcs ladres, cherche par tous les moyens, à placer ses produits défectueux.

Si on a le moindre doute au sujet d'une viande, il ne faut pas hésiter à pousser la cuisson long-temps, de façon à porter au voisinage de 100 de-grés la masse du tissu. Ne manger du jambon ou du saucisson crû que lorsqu'on est certain de la qualité de la viande employée. La salaison, le fumage n'enlèvent aucune vigueur aux Cysticer-ques et aux larves de Trichine. Seule, l'eau bouil-lante, pénétrant les graisses et les chairs, peut détruire les germes des parasites et encore, à la condition que la chaleur puisse pénétrer la masse et les atteindre dans la profondeur.

La *viande du bœuf* doit être surveillée de même, puisqu'elle peut porter les *Cysticerqnes du Ténia inerme*. C'est par les bifsteaks rosés, par les filets et les rosbifs à peine rôtis, que la transmission peut se faire.

Depuis longtemps, les médecins ont proscrit la viande de porc et de bœuf pour l'administration de *viande crue*. A cet égard, *la chair du mouton qni ne contient jamais de Cysticerques*, remplace avantageusement ces autres viandes. La cuisson de la chair de bœuf s'impose donc dans les cas douteux ; il faut manger en bœuf bouilli ou rôti les morceaux suspects.

Si la viande du porc et du bœuf est quelquefois envahie, en revanche, *les viscères sont toujours indemnes* : le foie, les intestins, le cerveau, tous les organes internes constituent d'excellents aliments. *Dans le mouton, c'est le contraire*. La viande est toujours exempte de parasites, en revanche les viscères sont souvent atteints. Le foie du mouton est souvent envahi par des Vers foliacés, les Douves, le cerveau contient aussi fréquemment un Ver plat, le Cénure, qui provoque la maladie appelée *tournis*. Il faut donc vérifier les organes internes avant de les préparer pour l'alimentation.

Mais disons-le, en terminant, pour rassurer nos lecteurs, ces cas de maladies parasitaires sont la rare exception, et les vétérinaires chargés de l'examen des viandes apportent un soin tout particulier pour nous préserver de ces hôtes encombrants. Aussi les Ténias humains deviennent de plus en plus rares, et le jour est proche où on pourra les rayer de la liste de nos parasites.

Rappelons que le Botriocéphale nous est transmis par la chair des poissons. Dans les régions des grands lacs, réclamons une cuisson parfaite des brochets, des lottes et autres espèces servies sur notre table.

Et si, malgré toutes ces précautions, nous devenons possesseur d'un hôte incommode, utilisons les *ténifuges* et les *vermifuges* et chassons hors de notre corps ces ennuyeux parasites.

EXPLICATION DES PLANCHES .

PLANCHE I

Ténias et Botriocéphale

Fig. 1 — Ténia inerme, grandeur naturelle. — *a*) la tête le cou et les premiers anneaux. — *b*) anneaux murs. — *c*) anneau détaché : cucurbitain.

Fig. 2. — Tête du Ténia inerme vue au microscope : on voit trois ventouses et la cupule qui termine la tête.

Fig. 3. — Un anneau vu au microscope : dans le milieu se détache l'uterus et ses arborisations remplis d'œufs.

Fig. 4. — Un œuf très grossi.

Fig. 5. — L'œuf passe dans l'intestin de l'homme éclosion de l'embryon hexacanthe.

Fig. 6. — Embryon hexacanthe, portant six épines, vu à un très fort grossissement.

Fig. 7. — Embryon transformé en Cysticerque, grandeur naturelle.

Fig. 8. — La tête du Ténia sortie du Cysticerque, grandeur naturelle.

Fig. 9. — Le même, très grossi.

Fig. 10. — Tête du Ténia armé, vue au microscope : on voit trois ventouses et le rostre avec sa couronne de crochets.

Fig. 11. — Un crochet très grossi, avec sa garde et sa lame.

Fig. 12. — Tête du Botriocephale, vue au microscope ; on voit sur les deux faces les botridies.

Fig. 13. — Œuf du Botriocephale très grossi.

Fig. 14. — L'œuf s'ouvre dans l'eau et laisse échapper la larve ciliée.

Fig. 15. — Larve ciliée contenant dans son intérieur l'embryon hexacanthe.

Fig. 16. — Cysticerque du Botriocéphale.

PLANCHE I

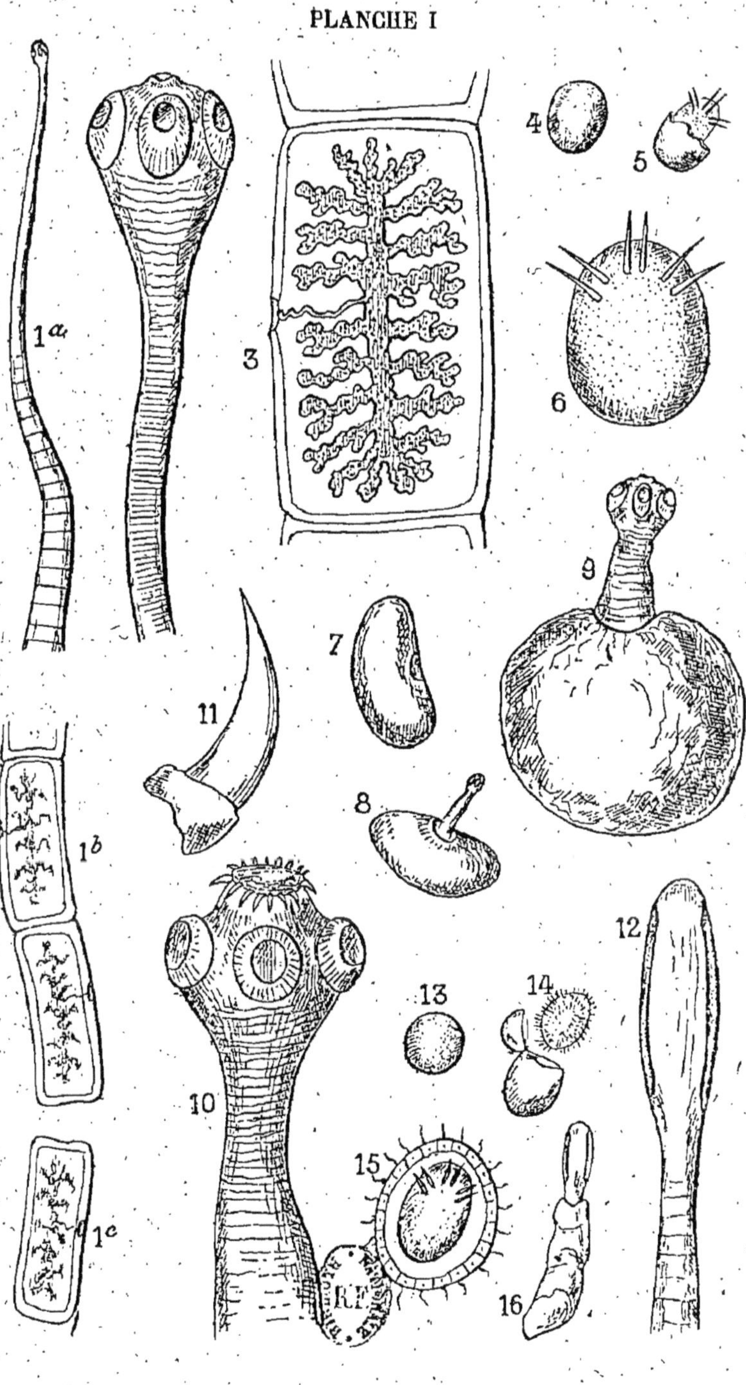

PLANCHE II

Vers ronds

Fig. 1. — Ascaride femelle, grandeur naturelle.

Fig. 2. — Extrémité inférieure d'un Ascaride mâle montrant les spicules.

Fig. 3. — Bouche de l'Ascaride, très grossie.

Fig. 4. — Œuf de l'Ascaride, très grossi.

Fig. 5. — Oxyures, grandeur naturelle.

Fig. 9. — Oxyure, très grossi.

Fig. 7. — Tête de l'Oxyure.

Fig. 8. — Tricocéphale, grandeur naturelle.

Fig. 9. — Tricocéphale, très grossi.

Fig. 10. — Ankylostomes, grandeur naturelle.

Fig. 11. — Bouche de l'Ankylostome, montrant les dents très grossies.

Fig. 12. — Trichines, grandeur naturelle.

Fig. 13. — Trichine femelle, très grossie.

Fig. 14. — Larve, très grossie, se fixant dans les muscles.

Fig. 15. — Capsule dans le muscle, montrant la larve spiralée.

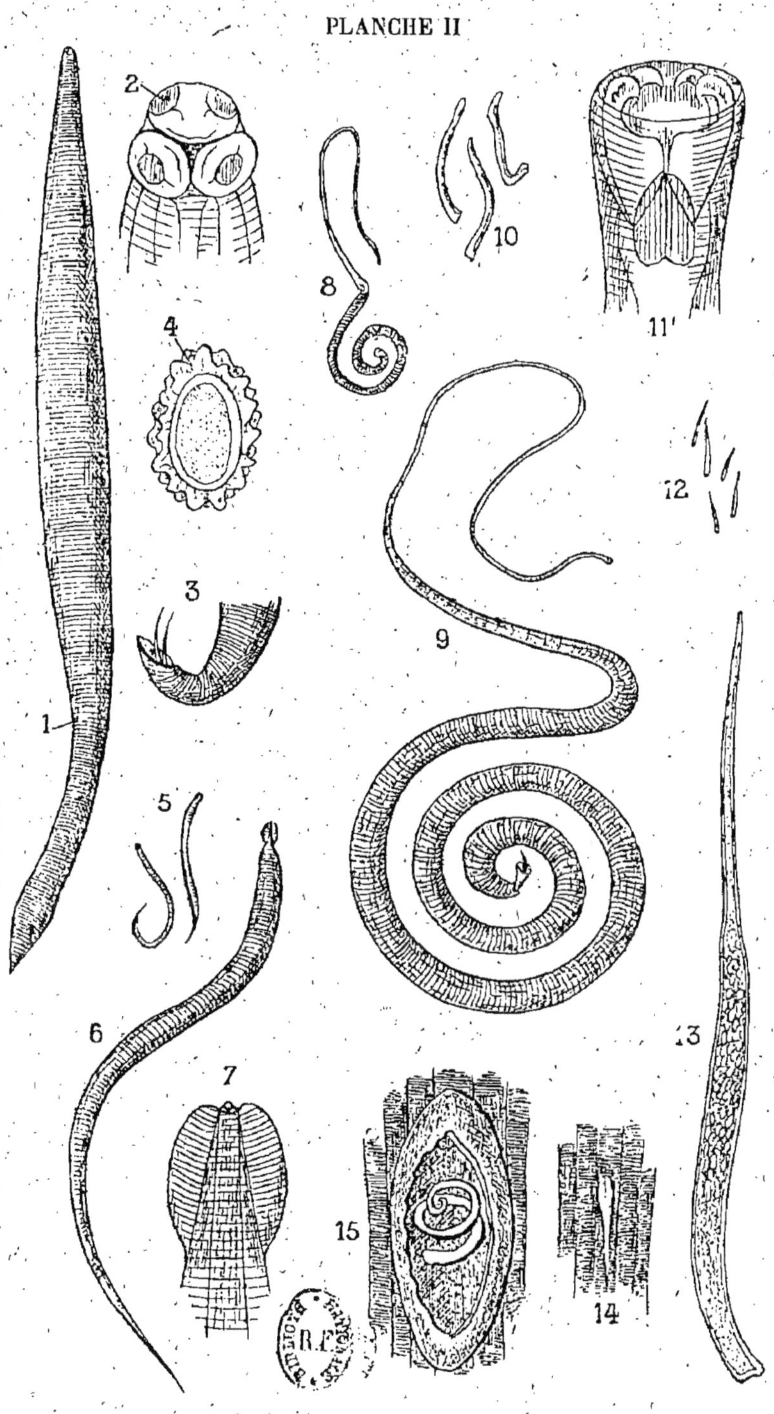

TABLE DES MATIÈRES

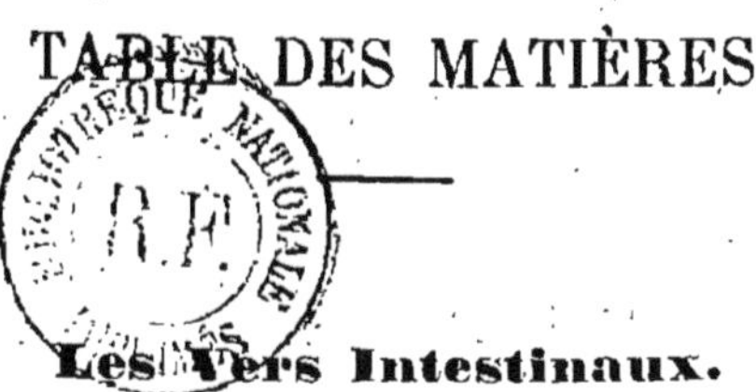

Les Vers Intestinaux.

Les vers intestino-musculaires

Considérations générales

www.ingramcontent.com/pod-product-compliance
Ingram Content Group UK Ltd.
Pitfield, Milton Keynes, MK11 3LW, UK
UKHW020028100726
13658UKWH00003B/1181